# ODONTOLOGIE

ET

# HYGIÈNE

PARIS. — IMP. BALITOUT, QUESTROY ET Cᵉ, RUE BAILLIF, 7.

# ODONTOLOGIE

## HYGIÈNE DE LA BOUCHE

PAR

### ERNEST AMYOT

MÉDECIN DENTISTE,
MÉDECIN DE LA FACULTÉ DE PARIS,
MEMBRE HONORAIRE DE L'INSTITUT BANDIERA DE PALERME,
MÉDECIN DENTISTE DE L'AMBASSADE DE PERSE,
DES ÉCOLES DE LA VILLE DE PARIS, ETC.,
OFFICIER DE L'ORDRE DU LION ET DU SOLEIL, ETC.

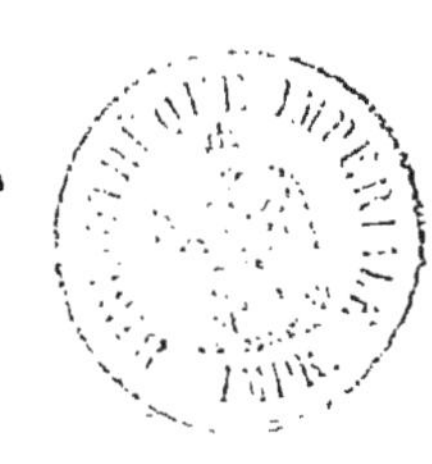

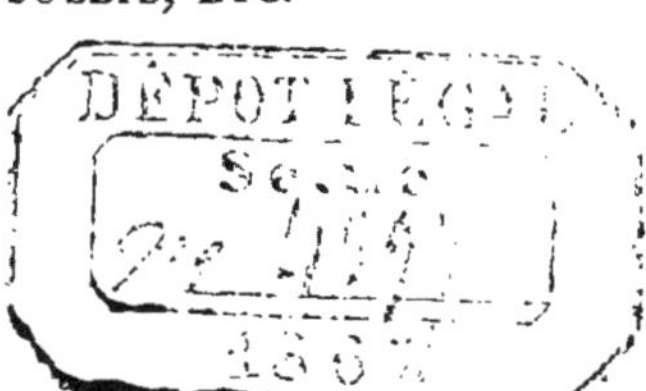

PRIX : 1 FRANC.

A PARIS, CHEZ L'AUTEUR,
RUE NEUVE-DES-PETITS-CHAMPS, 29,

Et chez

A. DELAHAYE, LIBRAIRE, PLACE DE L'ÉCOLE-DE-MÉDECINE, 23

1867

# PRÉAMBULE

—

La perte complète ou incomplète des dents en énervant et viciant la prononciation, devient une infirmité fort incommode ; elle est, de plus, pour les personnes qui en sont privées, un grand désagrément, car elles sont un enjoliment et constituent l'un des attributs les plus caractéristiques de la jeunesse.

De tout temps les historiens et les poètes en ont fait valoir les avantages, mais c'est particulièrement aux médecins, qui en connaissaient encore mieux l'importance, que nous devons les meilleurs conseils sur les soins qu'il convient de donner à la bouche.

Salomon, ce roi prophète et poète, dit dans son poème Cantique des cantiques : Tes dents, ô ma bien aimée, sont blanches et pures comme un troupeau d'agneaux qui sort des eaux du fleuve. Il compare les dents aux perles d'ophir qui brillent sur le sable, il les vante de manière à faire croire que les Juifs, déployant alors tout le luxe de l'Orient, avaient déjà recours aux ressources de l'art du dentiste, ainsi que les vierges de Sion dont parlent les prophètes.

Homère, le père de la poésie grecque, parle aussi des dents comme d'un des plus précieux dons de la nature. Aristophane et Ménandre, dans leurs comédies, se moquent des femmes qui n'ont plus de dents, et se plaisent à faire le plus grand éloge de celles dont les dents sont blanches et bien rangées.

Hippocrate, le divin Hippocrate, consacre plusieurs chapitres de ses ouvrages à leur description et indique les remèdes pour guérir leurs maladies. Il en fait même une description qui prouve qu'il les avait étudiées à fond.

Rome, la reine du monde, possédait, dit-on, des dentistes, et lorsqu'après la conquête de l'Asie elle eut entassé dans ses murailles les trésors de cette partie du globe, le luxe et la mode mirent en vogue les élixirs, les opiats, les dentifrices de toutes espèces, même les dents artificielles; enfin, les dames romaines n'avaient rien à désirer sur ce point, d'après Horace, Ovide, Catulle, Tibulle, Martial, Perse et Juvénal.

Le célèbre Galien écrivit sur les maladies des dents; Celse aussi nous a laissé le fruit de ses études.

Après la chute de l'empire romain, les sciences et les arts s'arrêtèrent un moment.

Dans ce chaos on ne retrouve plus que quelques faits épars. Il paraît cependant que l'on avait conservé l'habitude de soigner sa bouche et ses dents. On dit que saint Jérôme se les fit limer pour mieux prononcer la langue hébraïque.

Ovide dit avec raison que le défaut de propreté ternit l'éclat des dents, et il s'écrie : « A quoi bon mes préceptes, si la paresse ternit les dents. »

Horace, qui savait l'effet que produit une belle denture sur le cœur de l'homme, s'indigne contre les femmes qui négligeaient d'entretenir leurs dents; il dit que le manque de soins les rend livides, noires et de couleur jaune.

Martial, dans sa 41ᵉ épigramme s'écrie : « O Maxime! il te reste encore trois dents, mais elles sont couleur de poix et de buis. »

Le poète Conrad adressait cette apostrophe à une personne qui n'avait pas soin de sa bouche :

Votre bouche, en riant, fait que mon nez rechigne
     Du noir désordre de vos dents,
Sans que je leur impute une vapeur maligne
     Qui peut-être vient du dedans.

Les auteurs anciens avaient compris que

l'eau seule ne suffisait pas pour l'entretien de la bouche; aussi voyons-nous Octavie, fille d'Auguste, se servir comme poudre, de raves séchées au soleil et pulvérisées, de verre blanc bien broyé avec le nard des Indes. Messaline se servait de corne de cerf brûlée, de mastic de Chio et de sel ammoniac.

Martial s'adressant à la courtisane Fescennia lui dit : « O Fescennia, pour ne pas exhaler l'odeur du vin que tu as bu hier, tu dévores, en étalant ton luxe, des pastilles de Cosmes. Ces déjeuners nettoient tes dents, mais cela ne sert à rien, lorsque le rôt sort du fond de ton estomac. »

# ODONTOLOGIE ET DENTITION

La dentition, dans le sens le plus étendu du mot, comprend la série des phénomènes qui produisent la sortie et l'accroissement des dents, ainsi que les accidents de toute nature qui en dérivent.

Les *alvéoles* sont des cavités de l'os de la mâchoire, dans lesquelles les dents sont enchassées comme une pierre précieuse dans son chaton. Ces cavités ou trous se creusent en même temps que les dents se développent. Une membrane, qui est la continuation du périoste, les tapisse et unit intimement la dent avec l'alvéole.

Chaque dent se compose d'une *couronne* qui fait saillie en dehors, d'une *racine* implantée dans l'alvéole, et d'un *collet* ou *col* qui sépare la racine de la couronne. La racine est unique ou multiple.

La substance qui forme presque toute la masse de la dent et qui en occupe l'intérieur, se nomme *ivoire;* celle qui en revêt l'extérieur se nomme *émail;* enfin, vers l'extrémité de la racine de la plupart des dents, on rencontre une troisième substance qui a reçu le nom de *cément* ou de *substance corticale.*

L'*ivoire* est une matière d'un blanc jaunâtre, surpassant en dureté et rigidité les os et le cément, mais il est inférieur, sous ce rapport, à l'émail. Il forme toute la paroi de la cavité dentaire, si ce n'est vers l'extrémité de la racine; sur une dent intacte, non usée par le frottement, il ne se montre nulle part à l'extérieur, attendu que l'émail recouvre la couronne et même le collet, tandis que le cément revêt toute la racine.

*L'émail* forme une couche continue à la surface externe de la couronne, couche dont la plus grande épaisseur répond à la surface triturante de la dent, et qui diminue de plus en plus vers la racine pour se terminer enfin par un bord dentelé. Sa blancheur est quelquefois éblouissante.

Et l'émail de tes dents est plus blanc que la laine
De l'agneau qu'a baigné la limpide fontaine.
(MILLEVOYE.)

La surface externe de l'émail paraît complétement lisse, mais en réalité elle est couverte de très-petites saillies linéaires, disposées transversalement et très-rapprochées les unes des autres. Quelquefois on y voit même des rugosités circulaires plus prononcées. L'émail est beaucoup plus dur et rigide que les autres tissus dentaires; il est à peine entamé par les instruments tranchants et fait feu avec le briquet.

Le *cément* constitue une écorce de véritable substance osseuse autour de la racine de la dent. Dans les dents à racines multiples, il n'est pas rare de voir ces dernières soudées ensemble par cette substance. Le cément commence à se montrer en couche fort mince à l'endroit où cesse l'émail, de sorte que les deux substances arrivent simplement au contact; d'autres fois il recouvre une petite portion de l'émail. Sa face interne est unie très-intimement à l'ivoire sans substance intermédiaire, si bien que très-souvent il est difficile, même à un fort grossissement, de déterminer où est leur limite exacte. Sur sa face externe s'applique très-exactement le périoste alvéolaire, moins intimement la gencive. Des trois substances qui composent les dents, le cément est la moins dure.

Les dents sont creusées d'une cavité appelée *cavité dentaire*, qui, en se rétrécissant, se prolonge en forme de canal dans les racines pour s'ouvrir à la pointe de ces dernières par un petit orifice ordinairement simple, rarement double.

Nous arrivons maintenant à une des particularités les plus intéressantes de leur histoire odontogénique.

Chaque dent se développe dans une capsule ou petit sac composé de deux membranes vasculaires qui en renferme le germe et que sa forme ovale a fait comparer aux oignons et nommer *bulbe*. Ce bulbe, qui se détache du fond de sa capsule, pénètre dans la racine de la dent et remplit complétement le canal dont cette dent est creusée, ainsi que la cavité dentaire, sous la forme d'une substance adhérente, molle, rougeâtre, richement pourvue de vaisseaux et de nerfs intimement adhérents à toute la surface interne de l'ivoire. Des points d'ossification ne tardent pas à se former au centre de ce bourgeon. Ils deviennent de plus en plus considérables et finissent par former la dent.

La dent cesse de croître, le bulbe se flétrit lorsque la matière osseuse qui se développe à sa surface, l'entoure de toutes parts et comprime ses vaisseaux nourriciers de façon à en déterminer l'oblitération. Longtemps avant que le bulbe n'ait cessé de fonctionner, la dent a percé la gencive et s'est fait jour au dehors. Le mécanisme est différent s'il y a substitution d'une dent à une autre; celle qui occupe le bord de la mâchoire est ébranlée, soulevée, elle tombe enfin, et celle qui doit la remplacer, après avoir suffisamment élargi l'alvéole pour s'y faire une place, apparaît sur les mêmes points qu'occupait la dent transitoire.

On distingue généralement les dents en *incisives* ou coupantes, en *canines* ou la-

nières et en *molaires*. Les incisives sont placées sur le devant, au nombre de quatre à
chaque mâchoire; elles se divisent en grandes
et petites pour la mâchoire supérieure; en
moyennes et latérales pour l'inférieure. Les
canines, au nombre de deux pour chaque
mâchoire, sont placées à la suite des pré-
cédentes, en procédant d'avant en arrière.
Celles de la mâchoire supérieure prennent le
nom d'*œillères*. Les molaires enfin, que leurs
fonctions ont fait comparer à des meules,
sont au nombre de vingt, dix à chaque mâchoire, et par conséquent cinq de chaque
côté; elles sont immédiatement placées après
les canines. Les quatre dernières molaires
qui poussent le plus tardivement sont appe-
lées *dents de sagesse.*

Les germes des premières dents commen-
cent d'apparaître dans le *fœtus,* vers la fin
du second mois, et l'ossification de ces
germes, qui sont mous dans le principe, a

lieu du troisième au sixième mois. A neuf mois, quand l'enfant vient au monde, les incisives ont déjà leur couronne, celle des canines n'est encore qu'à l'état d'ébauche, et les inégalités qui existent à la surface des molaires n'ont pas encore opéré leur réunion. A cette époque, les arcades dentaires sont dépourvues de dents, *extérieurement du moins*. Ce n'est que plus tard, du sixième au huitième mois après la naissance, qu'elles percent les gencives pour se montrer dans la bouche. Voici dans quel ordre se fait l'évolution de ces vingt premières dents, dites dents de lait : les deux incisives médianes de la mâchoire inférieure se montrent les premières, puis quelques semaines après celles de la mâchoire supérieure : une paire succède à l'autre. Ensuite viennent les deux incisives latérales de la mâchoire inférieure, qui sont suivies de leurs correspondantes supérieures. La nature semble se reposer, et après un temps d'arrêt assez variable, les quatre dents canines percent la gencive, une de chaque côté, toujours en commençant par la mâchoire inférieure. Les huit molaires complémentaires apparaissent en dernier lieu.

Or, ce travail de la première dentition s'accomplit en trois ans, puisqu'il commence au sixième mois et finit au trente-sixième. Ajoutons, pour être juste, qu'une loi, quelque générale qu'elle soit, n'est point applicable à tous les cas particuliers.

Vers la septième année, ces dents, dont la résistance est peu considérable, sont remplacées, dans un ordre à peu près le même chez tous les individus, par les dents permanentes ou dents de la seconde dentition. Celles-ci, plus solides et plus fortes que les temporaires ou dents de lait, sont admirablement appropriées aux fonctions qu'elles vont remplir. Rien n'échappe, comme on voit, à la prévoyance de la nature.

Quatre autres molaires, anticipant beaucoup sur le travail de la seconde dentition, paraissent vers la cinquième année, et celles-ci ne sont pas remplacées.

Ce n'est que de neuf à dix ans que se termine la seconde dentition, et ce qu'on pourrait appeler la période dentaire.

On compte chez l'homme trente-deux dents. Il arrive cependant quelquefois que l'on n'en remarque que vingt-huit; alors celles qui manquent sont cachées dans l'épaisseur des mâchoires.

C'est donc immédiatement après sa naissance que commence pour l'enfant cette période si douloureuse de la première dentition. A cet âge, il y a *synergie consensus* de tous les organes, les sympathies s'éveillent avec une extrême facilité. La moindre lésion, la plus petite douleur produit une fièvre intense et des troubles nerveux. Souvent ces chers petits êtres succombent à ces accidents sympathiques. Il ne faut pas, néanmoins, exagérer les dangers de la dentition et prétendre qu'il en meurt un sixième à la suite des accidents qu'elle détermine. Une telle mortalité, s'attachant à un acte physiologique, à une fonction normale, nous étonnerait beaucoup. Nous allons prendre l'enfant encore au berceau et nous occuper des soins à lui apporter pendant le travail de la dentition.

Beaucoup d'enfants font leurs dents sans accidents, tandis que d'autres sont sujets à des souffrances qui amènent la mort. Parmi les maladies qui se présentent lors de la pousse des dents, les unes (idiopathiques) appartiennent au travail de la dentition, et les autres peuvent être considérées comme maladies sympathiques. Il est aisé de savoir si l'évulsion des dents sera plus ou moins facile, d'après les accidents qui l'accompagneront.

Les affections qui sont occasionnées par la première dentition sont : l'inflammation et la salivation. Celles qui sont symphatiques sont : les convulsions, la diarrhée, les vomissements et quelques éruptions.

Lorsque l'évulsion des dents doit avoir lieu, il se manifeste de la chaleur aux gencives, la salivation devient abondante, et l'enfant porte presque toujours les doigts à sa bouche; ses urines sont plus abondantes; il est impatient, un rien le fait pleurer, et il se réveille en sursaut. La partie de la gencive où doit percer la dent est tendue, lisse et rouge; cependant elle blanchit lorsque la dent va percer.

On se sert encore de nos jours, pour les enfants qui sont dans le travail de la première dentition, de hochets, soit en ivoire, soit en ambre, avec la croyance que ces *petites machines* faciliteront la sortie des dents. Qu'on se persuade bien que ces hochets sont tout à fait nuisibles, et qu'au lieu de faciliter l'éruption, ils la retardent. Ceci est très-facile à prouver. Le contact et le frottement continuels de ces corps forment des durillons qui présentent un obstacle beaucoup plus grand aux dents qui doivent sortir. Les hochets à employer doivent être un morceau de racine de guimauve, attendu que cette racine ramollit les gencives et facilite beaucoup le travail. Jusqu'ici je n'ai parlé que du travail naturel et sans danger pour l'enfant. Ce travail est loin de se passer toujours aussi favorablement pour lui; il arrive de nouveaux dérangements; les digestions sont plus difficiles, l'enfant vomit le lait et les boissons, il survient une diarrhée jaunâtre ou verdâtre. Quelquefois, c'est le contraire : il est constipé, la salivation est abondante, les gencives sont très-douloureuses et tuméfiées. A cette période de travail, les convulsions se manifestent, la fièvre et le délire atteignent l'enfant, qui ne tarde pas à mourir si de prompts secours ne lui sont donnés. Il faut que l'art du dentiste soit ce qu'il doit être et qu'il s'arrête dans ses propres limites. C'eût été, selon nous, empiéter sur le domaine de la médecine et de la chirurgie que de vouloir indiquer des remèdes à tous les désordres causés par l'éruption des dents temporaires ou permanentes.

Je vais maintenant m'occuper de quelques causes qui peuvent déranger le travail de la première dentition.

Les opinions des auteurs ont varié jusqu'ici sur les causes qui peuvent déranger la première dentition, la rendre difficile et quelquefois mortelle.

Les uns n'ont eu en vue que le plus ou moins de sensibilité qui existe chez l'enfant;

cette cause est la moindre de celles qui peuvent rendre la dentition difficile.

D'autres n'ont fait valoir que les efforts produits par la pression des racines sur le périoste alvéolaire. Enfin, il en est dont toute l'attention s'est portée exclusivement sur la résistance des gencives à l'ouverture de la dent.

Si toutes ces causes prises isolément, ou même réunies, étaient les seules qui amenassent le danger de la première dentition, pourquoi tous les enfants ne seraient-ils pas exposés aux mêmes accidents à cette époque? Cependant, tout le monde sait qu'il existe une immense différence à cet égard, car il y a des enfants qui font toutes leurs dents sans que leur santé générale soit dérangée; sans qu'aucune de leurs fonctions éprouve la moindre perturbation, tandis que d'autres succombent, ou du moins éprouvent quelquefois des accidents très-graves. Quelle peut donc être la cause de cette difficulté?

Pour moi, je pense que s'il existe autant de divergences dans les auteurs à ce sujet, c'est qu'ils se sont bornés à chercher cette cause seulement dans la disposition anatomique des parties; mais l'observation des faits convaincra que c'est de là que naissent les moindres obstacles à la terminaison heureuse de cette période critique de l'enfant.

Le défaut de soins hygiéniques et la différence des tempéraments, voilà quelles sont les vraies causes qui rendent, toutes choses égales d'ailleurs, cette époque presque innocente pour les uns, tandis qu'elle est funeste pour les autres.

Et d'abord, pour le défaut de soins hygiéniques, est-il besoin de dire que chez un enfant trop ou trop peu alimenté, à qui on aura donné une nourriture de mauvaise qualité, et chez lequel, par conséquent, les fonctions digestives seront en mauvais état, la nutrition altérée et la constitution même détériorée, est-il besoin de dire que les dispositions anatomiques étant les mêmes dans les deux cas, chez cet enfant la dentition se fera dans des conditions moins favorables, et se compliquera plus facilement d'accidents, que si la santé de ce même enfant eût-été maintenue parfaite par des soins hygiéniques intelligents ?

La prédominance du système lymphatique ou nerveux est encore une cause importante et fréquente en accidents, à laquelle on a prêté peu d'attention.

Chez l'enfant lymphatique, les accidents de la première dentition sont dus à un ptyalisme glaireux trop abondant, avec relâchement des gencives et gonflement des glandes sous-maxillaires, à des aphtes, des plaques couenneuses sur les lèvres, les joues, et surtout aux inflammations des muqueuses, de la conjonctive, du larynx, etc.

Enfin, chez l'enfant nerveux, lors de la dentition, la bouche est sèche et chaude, la diarrhée séreuse et âcre; l'enfant a des rougeurs à l'anus et des feux volages, connus vulgairement sous le nom de *feux de dents*. Il est agité, s'éveille en sursaut; beaucoup d'entr'eux deviennent irascibles et colères à l'époque de la sortie des grosses dents. Ainsi donc, les tempéraments dans ces cas n'étant pas les mêmes, chacun d'eux réclamera des attentions et des remèdes différents.

Pour le premier, il faudra un air vif, une nourriture animale, tels que bouillon ou potages faits avec du bouillon de veau ou de poulet; on lui fera prendre quelques bains presque froids, qu'on supprimera à l'époque où les dents seront pour percer. Enfin, on fera tout ce qu'il faut pour fortifier la constitution de l'enfant.

Pour le second, il faudra une nourriture végétale, beaucoup de bains d'eau de son;

enfin tout ce qui est nécessaire pour diminuer une ardeur non naturelle et amener un relâchement convenable.

Il faut, pour l'un et l'autre enfant, que le lait qu'on lui donne soit de bonne qualité, et que la nourrice suive un traitement salubre, puisqu'il est de fait que le lait retient les qualités des aliments dont elle fait usage.

Un état contre nature des alvéoles et des gencives peut être aussi un obstacle à la dentition. Les premières peuvent avoir leurs parois par trop rapprochées, et les secondes leurs tissus trop serrés. On cite un exemple où l'alvéole était bouchée par un opercule osseux qu'on fut obligé de briser pour permettre l'évulsion de la dent.

Comme on le voit par ce qui précède, on ne saurait trop employer les moyens indiqués plus haut, puisqu'ils ont pour but d'éviter des souffrances à des êtres faibles, et quelquefois la mort.

Les inconvénients que l'on observe à la seconde dentition sont loin d'être aussi graves que ceux de la première; je dirai même que cette dentition s'opère presque toujours sans altérer la santé de l'enfant. Les affections locales sont les mêmes que celles de la première, et les affections sympatiques sont les maladies des yeux, des oreilles et les éruptions croûteuses du cuir chevelu.

Il est encore une époque où l'enfant, devenu homme, est sujet à des accidents plus ou moins graves. Je veux parler de ceux qui peuvent résulter de la pousse de la dent *dite de sagesse*. Cette dent n'a pas d'époque fixe pour son éruption. Le plus ordinairement elle pousse de 20 à 25 ans, quelquefois plus tôt, quelquefois plus tard. Placée la dernière sur chaque bord alvéolaire des mâchoires, la dent *dite de sagesse* ne trouve pas toujours une issue facile, un espace assez libre, et une favorable disposition des os maxillaires pour se produire, surtout lorsqu'elle survient tardivement. Il résulte de cet inconvénient une inflammation considérable qui, presque toujours, se termine par suppuration; la fièvre survient, toute l'économie se trouble, et la personne éprouve des douleurs très-vives qui lui enlèvent le sommeil. Le meilleur moyen de faire disparaître tous ces accidents est d'enlever la portion de la gencive qui recouvre la dent. Je dis enlever, attendu que si l'on se bornait à inciser la gencive, elle ne tarderait pas à se cicatriser, et l'on serait obligé de recommencer. On prescrira des gargarismes émollients, des bains de pieds, et des tisanes rafraîchissantes.

Quelquefois, il arrive que l'inflammation empêche le malade d'ouvrir la bouche; il suffira de faire l'application de quelques sangsues derrière l'oreille et d'introduire dans la bouche une décoction de racine de guimauve et de têtes de pavots que l'on conservera dans celle-ci le plus longtemps possible; puis, soir et matin, on appliquera un léger cataplasme presque froid, pour être gardé pendant une heure, sur la partie de la figure où se trouve l'inflammation. Il faut rejeter l'usage des cataplasmes chauds, car ils peuvent faciliter les abcès qui se forment dans l'épaisseur des joues, à percer en dehors. Or, la difformité qui résulte de l'ouverture d'un abcès est un signe ineffaçable s'il a la joue pour siége. On est quelquefois obligé, pour faire disparaître la gène des mouvements de la mâchoire de faire l'extraction de la dent *dite de sagesse;* si cependant cette dent n'était pas assez sortie pour qu'elle puisse donner prise à l'instrument, il n'y aurait aucun inconvénient à pratiquer l'extraction de celle qui la précède, attendu que l'on soulage le malade, et que la dent extraite est remplacée par celle de *sagesse.*

Sans prétendre faire ici la description de toutes les maladies de la bouche, il y en a trois dont nous parlerons, parce qu'elles se rencontrent fréquemment dans la première enfance, ce sont : la stomatite simple ou érythémateuse, les aphthes et le muguet.

La *stomatite* est l'inflammation de la membrane muqueuse qui tapisse entièrement la bouche, depuis le fond de la gorge jusqu'aux bords des lèvres. On la reconnaît à une rougeur ponctuée ou disséminée par plaques sur la partie interne des lèvres, au palais, sur les gencives, sur la langue et en dedans des joues, et de plus, à une salivation plus ou moins abondante. L'inflammation, si elle est vive, peut déterminer la chute de l'épithélium et, par suite, des ulcérations superficielles très-douloureuses, qui se cicatrisent d'elles-mêmes dans un temps très-court. Elle est produite, chez les jeunes enfants, par le travail de la dentition et par une disposition générale de l'économie, désignée par le nom d'échauffement. On la combat avantageusement par les collutoires émollients, les boissons rafraîchissantes et un régime tempéré. — Les collutoires sont des préparation pharmaceutiques d'une consistance à demi-liquide, et que l'on applique sur certaines parties excoriées ou délicates' à l'aide d'un fragment de linge ou d'un pinceau.

Les *aphthes* sont caractérisés par l'éruption sur la muqueuse buccale enflammée de petites vésicules qui bientôt se transforment en petites ulcérations très-douloureuses, à fond jaune ou grisâtre. Les aphthes sont discrets ou confluents. Nous ne parlerons ici que de la forme la plus légère, c'est-à-dire des aphthes qu'on rencontre en petit nombre sur la face interne des lèvres et des joues, sur la surface et les bords de la langue, les piliers

du voile du palais, plus rarement les gencives. Quand ils proviennent d'une cause
locale, il suffit, pour en arrêter le développement, de les cautériser avec un crayon de
sulfate de cuivre ou de passer dessus, deux
fois par jour, un pinceau trempé dans un
collutoire préparé avec du miel rosat et du
borate de soude. De ces deux moyens, le
plus sûr est la cautérisation. Elle calme, d'ailleurs, presque instantanément la douleur.

Si l'apparition des aphthes tient à une
cause interne, à une inflammation gastro-
intestinale, à un état d'échauffement général, à un vice de nourriture, on devra recou-
rir aux boissons émollientes, à l'usage des
grands bains et réformer son régime. Quand
ils sont confluents, il faut se diriger par les
conseils d'un médecin.

Le *muguet* ou *millet* est une inflammation épidémique et contagieuse de la surface interne de la bouche et qui s'étend

assez fréquemment le long de l'œsophage et des autres parties de l'appareil digestif. Il est caractérisé par une production parasite qui se développe sous forme de petites masses blanches disséminées ou réunies par plaques et ressemblant à du lait caillé. L'examen microscopique d'une parcelle de cette matière montre un amas de végétaux cryptogames munis de racines implantées dans les cellules de l'épithélium. Borné à la bouche, il occupe en général les bords et la face supérieure de la langue, les gencives, le pourtour et la paroi interne des lèvres et des joues. Cette forme du muguet se termine ordinairement par une guérison rapide. Mais lorsque le produit parasite est abondant, qu'il s'accompagne de fièvre, de diarrhée, l'enfant meurt le plus souvent. Il faut, quand le mal est léger, changer l'enfant d'air et de nourriture, le faire vomir avec deux ou trois cuillerées de sirop d'ipécacuanha, et toucher plusieurs fois par jour les exsudations avec un pinceau trempé dans un mélange de sirop de mûres (30 grammes) et de borate de soude (6 décigrammes).

Tel est le traitement à suivre dans sa forme la plus bénigne. Lorsque le muguet est très-confluent, il faut avoir recours à un médecin, car les moyens indiqués plus hauts seraient insuffisants.

Parmi les causes qui peuvent favoriser le développement de ce champignon, nous signalerons particulièrement une alimentation habituellement mauvaise, un lait vicié ou insuffisant, l'encombrement, l'humidité et le défaut d'aération.

# HYGIÈNE DE LA BOUCHE

Les dents étant, sans aucun doute, un des ornements les plus avantageux de la beauté et leur perte diminuant l'agrément de la figure, on ne saurait trop prendre de précautions pour les conserver et éviter une haleine d'une odeur désagréable.

Combien de gêne n'éprouve-t-on pas, soit pour parler, soit pour broyer les aliments, lorsque l'on est privé de quelques dents seulement?

Combien ne rencontre-t-on pas de personnes qui, si elles eussent pris soin de leur bouche, n'auraient point de maux d'estomac, de digestions difficiles et une santé altérée! C'est qu'aussi malheureusement, on ne songe à soigner ses dents que lorsqu'elles sont malades ou quand la douleur qui s'en empare oblige à les faire extraire, et alors, comme le corbeau de la fable, on se repent trop tard.

Convaincu, comme nous le sommes, que la négligence est une des principales causes des maladies des dents et des gencives, nous ne saurions trop recommander de se conformer strictement aux préceptes de l'hygiène.

En conséquence, nous allons nous occuper des soins que l'on doit apporter à la bouche à toutes les époques de la vie.

Généralement les dents de la première dentition ne réclament aucun soin de propreté; il n'en est point de même de celles de la seconde. Dès l'âge de neuf à dix ans il faut faire brosser les dents aux enfants trois ou quatre fois par semaine, avec une brosse *moyennement* dure, trempée dans l'eau pure. A cet âge, les dentifrices ne sont pas utiles, et par conséquent ne doivent pas être employés. L'eau seule suffira pour maintenir les dents dans un état de propreté convenable et la bouche fraîche.

Cette précaution n'est pas toujours suffisante ; quatre ou cinq ans après on fera bien d'employer de temps à autre des dentifrices bien préparés ; à cet âge de la vie, il faut commencer à se brosser les dents tous les matins, avec une brosse un peu dure, afin d'enlever le limon qui s'est déposé sur le collet des dents. Il ne faut pas craindre non plus de faire saigner les gencives, attendu qu'elles sont presque toujours engorgées.

On doit rejeter l'emploi du linge pour le frottement des dents, par la raison bien simple qu'au lieu d'enlever le limon qui existe sur les dents, on le refoule dans leurs interstices, où il finit par se durcir. Telle est l'origine du *tartre,* espèce de matière calcaire dans laquelle se développe un champignon parasite qui envahit parfois toute la dent, en détruit l'émail et en détache les gencives.

L'eau ne suffisant pas toujours aux soins qu'exige la bouche, il convient d'employer des poudres composées avec des plantes odontalgiques, telles que l'écorce de quinquina, la racine de ratanhia, etc. On ne saurait être trop circonspect dans le choix de la poudre; combien voyons-nous chaque jour de personnes qui perdent leurs dents pour avoir fait usage de ces poudres dentifrices? Malheureusement telle poudre qui n'a pas la propriété de blanchir les dents, est réputée mauvaise et mise de côté. Erreur, grande erreur ! Les meilleures poudres ont pour effet, non de blanchir les dents, mais de tonifier les gencives et faciliter, avec l'aide de la brosse, l'enlèvement des mucosités dont les dents et les gencives sont chargées le matin.

Un des hommes dont la médecine s'honore le plus, le docteur Ed. Auber, dit avec raison qu'on peut en faire une très-bonne en mélangeant deux parties de charbon, obtenu par la combustion de l'écorce de saule, avec une partie de quinquina rouge. Cette poudre, que nous-mêmes recommandons depuis longtemps, enlève le tartre qui tend à se déposer sur les dents, elle entretient leur blancheur sans altérer leur émail.

Est-il besoin d'ajouter que pour obtenir une blancheur parfaite, il faut user une partie de l'émail qui recouvre les dents. A combien d'accidents graves ne s'expose-t-on pas? L'émail étant la cuirasse de la dent elle-même, on doit bien se garder de l'amoindrir. D'après ces motifs, il faut rejeter les poudres dentifrices qui ont pour base le corail, la ponce, l'os de sèche, l'albâtre, etc., en un mot, tout ce qui peut être susceptible d'altérer l'émail des dents. Il est bon aussi de se servir d'élixirs composés avec les racines ci-dessus. C'est au chirurgien dentiste à prescrire celui qu'il croit le plus convenable à l'état de la bouche. Les élixirs acidulés doivent être rejetés, parce qu'ils altèrent les dents. Il est vrai que dès le début elles deviennent blanches, mais la personne qui en fait usage doit s'attendre, au bout d'un certain temps, à voir l'émail de ses dents disparaître; celles-ci prennent une couleur jaunâtre et deviennent sensibles aux plus petites pressions. C'est que le phosphate calcaire qui compose l'émail se dissout, et laisse à découvert la substance gélatineuse des dents; elles-mêmes finissent par se carier.

Les brosses sont le sujet de contradictions de la part des auteurs; les uns n'admettent l'emploi que des brosses molles, les autres

que des brosses dures. Les premiers donnent pour raison que l'on blesse les gencives et que l'on déchausse les dents. Pour
moi, je pense que l'usage des brosses *moyennement* dures n'est nullement nuisible ; bien
loin de là, on en obtient de bons résultats,
et ceci est facile à prouver :

Lorsque l'on frotte les dents avec une
brosse molle, les crins de celle-ci n'ayant
pas de consistance, se couchent et refoulent
le limon au lieu de l'enlever ; il finit par se
durcir et occasionne le déchaussement des
dents, tandis qu'avec une brosse moyennement dure, dont les crins sont fermes, en
appuyant légèrement, on obtient un résultat
satisfaisant ; puis, loin de blesser les gencives en les faisant saigner, on les dégorge
et on leur donne de la vigueur. Je ne vois
donc aucun inconvénient à l'emploi des
brosses dures. Outre les soins que je viens
d'indiquer pour conserver ses dents, il est

certaines précautions que trop souvent on néglige, telles que de se servir de celles-ci comme d'un étau, soit pour casser des noyaux de fruits, soit pour déboucher des bouteilles, ou encore soulever des corps lourds.

On ne saurait trop recommander aux femmes de ne jamais couper leur fil avec leurs dents incisives ; cette habitude est cause que celles-ci s'ébrèchent.

Il faut aussi éviter l'emploi des cure-dents, soit en métal, soit en ivoire, en os ou en écaille, et ne se servir de ceux en plumes qu'avec beaucoup de précautions, attendu que leur emploi trop souvent renouvelé finit par décoller les gencives et donner un agacement général ; lorsque, après ses repas, on a la facilité de se rincer la bouche, on doit employer ce moyen préférablement à tout autre.

L'usage, appelé *la goutte du docteur*, n'a

pas les inconvénients funestes que beaucoup d'auteurs lui donnent. Il suffit d'attendre deux ou trois minutes que le potage soit mangé, et l'on pourra boire sans crainte, la température de la bouche ayant à peu près repris sa chaleur ordinaire. Du reste, en ayant l'attention de ne point prendre ses aliments trop chauds, on obviera à cet inconvénient.

Il n'en est pas de même des boissons glacées ou des glaces. La prudence veut qu'on s'en abstienne. Pour les fumeurs, je leur conseillerai, si leur pipe est en terre, de garnir l'extrémité du tuyau, soit avec un fil, soit avec un bout de plume, afin d'éviter l'usure des dents, qui servent à maintenir la pipe dans la bouche. Il est nécessaire aussi qu'ils aient soin de ne pas fumer trop vite, lorsqu'ils sont exposés à l'air froid.

Les fumeurs, moins que toutes autres personnes, ne doivent pas oublier les soins journaliers de propreté, afin d'éviter ces lignes noires que l'on remarque sur les dents de beaucoup d'entre eux.

Quant aux personnes qui portent des pièces artificielles, elles doivent avoir un soin minutieux de leur bouche, afin d'empêcher le tartre de les couvrir et d'éviter une odeur nauséabonde.

Il est encore d'autres précautions qu'il importe de ne pas négliger. On fera bien d'éviter d'habiter des lieux bas et humides et de boire certaines eaux trop chargées de sels en dissolution. Les eaux de cette nature ne dissolvent pas le savon et durcissent les légumes, au lieu de les attendrir. On doit les rejeter de l'usage alimentaire, quand elles présentent ces propriétés.

Tels sont les conseils généraux que nous croyons devoir adresser aux personnes pour conserver leurs dents, organes si précieux pour la santé.

Combien de personnes, si elles n'eussent pas négligé les préceptes de l'hygiène, n'auraient pas recours aux pièces artificielles ! combien aussi n'y en aurait-il pas qui jouiraient d'une meilleure santé, si elles se fussent astreintes à certains petits soins faciles à exécuter.

Disons, en finissant, que, malgré toutes ces précautions, les dents se détériorent, si, d'un autre côté, on néglige sa santé en général, par cette raison bien simple que tout ce qui l'altère, altère aussi les dents.

Paris. — Imp. BALITOUT, QUESTROY et C⁰, rue Baillif, 7.

www.ingramcontent.com/pod-product-compliance
Ingram Content Group UK Ltd.
Pitfield, Milton Keynes, MK11 3LW, UK
UKHW022343120726
13694UKWH00004B/1639